AF310867

CONTRIBUTION A L'ÉTUDE

DES

TROUBLES AUDITIFS

DANS LE MAL DE BRIGHT

PAR

A. DOUMERGUE,

Docteur en médecine de la Faculté de Paris.
Ancien externe des hôpitaux,
Médaille de bronze de l'Assistance publique.

PARIS

A. PARENT, IMPRIMEUR DE LA FACULTÉ DE MÉDECINE

29-31, RUE MONSIEUR-LE-PRINCE, 29-31

1881

CONTRIBUTION A L'ÉTUDE

DES

TROUBLES AUDITIFS

DANS LE MAL DE BRIGHT

PAR

A. DOUMERGUE,

Docteur en médecine de la Faculté de Paris,
Ancien externe des hôpitaux,
Médaille de bronze de l'Assistance publique.

———

PARIS

A. PARENT, IMPRIMEUR DE LA FACULTÉ DE MÉDECINE

29-31, RUE MONSIEUR-LE-PRINCE, 29-31

—

1881

A MON PÈRE ET A MA MÈRE

A MES FRÈRES

A M. BENJAMIN COUVE

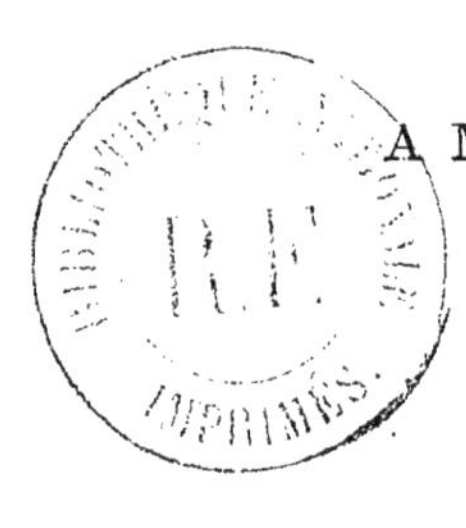

DES TROUBLES AUDITIFS

DANS LE MAL DE BRIGHT

AVANT-PROPOS.

Tous les auteurs qui ont traité des maladies des reins signalent la présence de troubles auditifs dans l'urémie.

Rosenstein s'exprime ainsi (page 198) (1) :

« L'urémie ne se borne d'ailleurs pas toujours à la sphère psychique et à l'appareil moteur. Elle peut affecter aussi les nerfs sensoriels. L'organe qui est plus rarement atteint est celui de l'ouïe, mais dans les cas où la diurèse est suspendue, il peut subitement se présenter des bruissements dans les oreilles et une paracousie, qui disparaît aussitôt que la fonction urinaire a repris son cours. »

(1) Traité des maladies des reins, par Rosenstein, traduction de Bottentuit et Labadie-Lagrave, p. 198.

Après avoir constaté que les prodromes peuvent faire défaut dans l'urémie cérébrale à marche aiguë, M. Fournier écrit (*De l'urémie*, page 17) : « D'autres fois cependant, il y a des prodromes réels. Quels sont-ils ?

« Il y en a trois importants : la céphalalgie avec état vertigineux, les troubles de la vue, et les vomissements. Plus rarement, on signale la somnolence et des troubles de l'ouïe... » « Ces troubles de l'ouïe consistent surtout en des bourdonnements, ou bien un peu de dureté de l'oreille, rarement une surdité complète. »

Et plus loin : « Quand le malade guérit, tout n'est pas fini, du moins en général, avec les convulsions. Il reste un peu de somnolence et d'hébétude, parfois du ralentissement et de l'irrégularité du pouls ; plus souvent des troubles de la vue, et surtout de la dilatation pupillaire..., souvent aussi des troubles de l'ouïe, des bruissements, oreille dure, etc. Ces différents troubles nerveux se dissipent bientôt en coïncidant quelquefois avec un flux urinaire et la convalescence s'établit. »

Dans l'urémie cérébrale, à marche lente, M. Lecorché (1) signale encore ces troubles auditifs.

« Après la céphalalgie se montre, comme symptôme fréquent de l'urémie cérébrale chronique, de l'amblyopie, dont les caractères ne diffèrent pas de ceux de l'amblyopie du début de l'urémie cérébrale aiguë ; puis apparaissent, mais moins souvent, des troubles de l'ouïe. » (Page 313.)

Les auteurs s'accordent donc à décrire dans l'urémie

(1) Traité des maladies des reins, p 313.

des troubles de l'appareil auditif, troubles dus non à
des altérations de l'oreille, mais à l'intoxication générale du sang, et à la torpeur des centres nerveux, qui
en est la conséquence.

Mais en dehors de l'attaque urémique, chez un sujet
atteint du mal de Bright, l'ouïe est-elle constamment
conservée pendant toute l'évolution de la lésion rénale ?
Dans la sphère de l'appareil acoustique ne se produit-il
rien d'analogue à ce que l'on constate dans le système
oculaire ? A cet égard, les auteurs ne donnent absolument aucun renseignement (1).

C'est M. le professeur agrégé Dieulafoy qui, le premier, a attiré l'attention sur les altérations de l'ouïe dans
le cours du mal de Bright. Sans doute, en 1868, le
D\u1d63 Schwartze publiait dans les *Arch. fur Ohrenheilkunden*
un cas d'hémorrhagie de la caisse. Sans doute, en 1872,
le D\u1d63 Nefftel, de New-York, signalait dans le Centralblatt
une réaction galvanique anormale du nerf acoustique.
Sans doute, en 1875, la traduction du traité de Rosenstein faisait connaître un cas de surdité d'abord intermittente, puis définitive, survenue dans le cours d'une
néphrite parenchymenteuse. Mais ce sont les deux
articles de M. Dieulafoy, *France médicale* (24 fév. 1877),
Gazette hebdom. (25 janv. 1878), qui ont montré dans

(1) Pour être complètement exact, disons pourtant que dans le dernier fascicule du Manuel de pathologie chirurgicale que publie M. le
professeur agrégé Terrier (t. II, 3ᵉ fasc.), on lit : « Dans l'albuminurie,
la chlorose, on peut observer une surdité plus ou moins complète, rat-
tachée par quelques auteurs à des hémorrhagies du labyrinthe mem-
braneux (U. Neftel) ».

les bourdonnements, dans la demi-surdité, plusieurs fois observés par lui des signes passés inaperçus jusqu'ici, dignes d'être étudiés et pouvant être quelquefois d'un grand secours pour le diagnostic du mal de Bright.

En avril 1878, le Dr Pissot (1), élève de M. Dieulafoy, réunissait dans une thèse intéressante des observations publiées par son maître, et en ajoutait quelques nouvelles.

Malheureusement les faits rapportés sont encore très peu nombreux, et dans ces divers cas on n'a procédé que deux fois à l'examen de l'oreille. La question des troubles auditifs dans le mal de Bright est donc encore une question à l'étude. De nouvelles observations sont nécessaires pour établir leur degré de fréquence, leur nature, leur marche, leur cause, et leur importance comme symptôme.

Notre travail n'a certainement pas la prétention de satisfaire à ces desiderata. Voulant nous former une opinion par nous-même, nous avons commencé par nous familiariser un peu avec l'examen des oreilles. Et nous sommes heureux de pouvoir exprimer ici notre sincère reconnaissance à M. le Dr Boucheron, pour l'obligeance extrême avec laquelle il a bien voulu nous faciliter cette étude dans sa clinique des maladies des yeux et des oreilles. Nous avons ensuite interrogé les brightiques que nous avons pu rencontrer dans les divers services. Chaque fois que cela

(1) Des troubles auditifs dans le mal de Bright, Pissot, thèse de Paris, n° 125, 1878.

nous a été possible, nous avons examiné avec soin leur appareil auditif. C'est le résultat de ces recherches que nous apportons. Si seulement elles parvenaient à attirer l'attention sur ce sujet, notre but serait atteint. Car nous en sommes convaincus, le jour où on recherchera les troubles de l'ouïe dans le mal de Bright, on sera frappé de leur fréquence, de leur importance, et les observations nécessaires pour une description complète seront bientôt réunies.

Pour établir la réalité des troubles auditifs, nous donnerons d'abord nos Observations de mal de Bright, prises surtout au point de vue qui nous occupe, et nous y joindrons les quelques cas que nous avons pu rencontrer dans les publications récentes.

Dans le second chapitre, une courte statistique montrera le degré de fréquence de ces troubles.

Dans le troisième, nous tâcherons de décrire leur marche.

En dernier lieu, nous essayerons, en nous appuyant sur les données anatomiques, de montrer à quelles causes on pourrait les rattacher.

CHAPITRE PREMIER.

TROUBLES AUDITIFS DANS LE MAL DE BRIGHT.

Observations.

I (Obser. person.). — Les... (F.), 47 ans, serrurier, n° 10, salle Saint-Michel, service de M. Laboulbène (Charité).

En 1865, le malade s'était aperçu depuis quelques mois que sa vue faiblissait, et que ses digestions étaient pénibles, quand se manifesta un œdème généralisé. Il entra alors à l'hôpital Necker, et l'on constata la présence de l'albumine dans les urines. Un brouillard s'étendait devant les yeux, l'ouïe était bonne, mais des bourdonnements se montraient de temps en temps dans les oreilles, à sept ou huit reprises, par exemple, dans une journée, pour ne reparaître que le lendemain ou le surlendemain.

Après un séjour de deux mois, Les... quitte l'hôpital malgré le médecin. Mais il est bientôt obligé d'y revenir, car l'œdème est de nouveau considérable. Il a des vomissements fréquents, de la céphalalgie ; il éprouve à la région lombaire des douleurs intolérables.

C'est au bout de huit mois seulement que les bourdonnements disparaissent, puis les troubles de la vue. La guérison est complète. Elle se maintient trois années entières, et quand survient la guerre, Les... s'engage comme volontaire dans le génie.

Mais au bout de peu de temps, les symptômes primitifs reparaissent, et le malade rentre à Necker avec un œdème assez marqué. Le régime lacté est imppossible, le charbon même fait défaut pour les bains de vapeurs. Pendant plusieurs mois, le tannin est la seule médication. Il ne produit aucune amélioration. Il y a des vomissements, de l'œdème, de la céphalalgie, des troubles accusés de la vue; dans les oreilles des bourdonnements, et des sifflements qui durent quelques minutes, puis disparaissent, pour reparaître bientôt après.

Enfin, le régime lacté peut être suivi, et il amène aussitôt une grande amélioration. Tous les symptômes, bourdonnements compris, disparaissent, et le malade quitte Necker.

Depuis lors, Les... a fait de très nombreux séjours à l'hôpital, sortant amélioré, mais non guéri, reprenant en partie son travail, observant chez lui le régime lacté, prenant des bains de vapeurs, puis revenant chaque fois que la situation empirait. A chaque aggravation les bourdonnements reparaissaient; et à chaque amélioration ils disparaissaient.

En 1878, Les... s'aperçut une nuit qu'il n'entendait plus le tic-tac de la montre, qu'il avait l'habitude de suspendre à la tête de son lit. Cette dureté de l'ouïe avait très notablement diminué, quand elle a pris un nouvel accroissement, avec les symptômes qui, en septembre de cette année, ont amené le malade à la Charité, et elle s'est maintenue, avec des oscillations, jusqu'au mois de novembre.

Le 15 novembre, du côté de l'oreille gauche, le bruit d'une montre n'est perçu qu'à trois centimètres seulement et à droite à 6 centimètres. Il n'y a pas de bourdonnements, mais des siffle-ments. Certains jours, l'audition est douloureuse. Le son de la pendule située dans une salle voisine, tantôt n'est pas entendu, tantôt produit de l'agacement chez le malade. De la photophobie accompagne d'habitude cette hyperesthésie auditive.

A l'examen par l'otoscope, on constate une légère sensibilité des deux conduits externes; de la rougeur péritympanique, qui, du côté gauche, se prolonge un peu sur la partie supérieure du tym-pan. Les deux membranes, d'un blanc mat, laissent difficilement apercevoir le manche du marteau. Pas de dépression. Pas d'opa-cité localisée. Pas de saillie de la petite apophyse.

Les deux trompes sont libres. Pas de catarrhe naso-pharyn-gien.

Résumé. — Début de la maladie en 1865. Quelques mois après, œdème généralisé, brouillards, bourdonnements se montrant à sept ou huit reprises par jour, mais non chaque jour. Il en est ainsi pendant dix mois, au bout desquels la guérison semble s'établir.

Depuis 1870, grand nombre de rechutes. A chaque aggravation, les bourdonnements reparaissent, et à chaque amélioration ils disparaissent.

En 1873, surdité qui disparaît presque, mais s'accuse de nouveau avec l'aggravation de novembre 1880.

Rougeur péritympanique, qui du côté gauche se prolonge sur la partie supérieure du tympan. Les deux membranes d'un blanc mat laissent seulement soupçonner le manche du marteau.

II (Observ. pers.). — La femme L. B..., cuisinière, 40 ans, couchée au n° 34 de la salle du Rosaire service de M. Gallard (Pitié), se sentait indisposée depuis quelque temps, quand, au mois d'avril, elle a constaté que ses jambes étaient enflées. Presque aussitôt, la vue s'est troublée. L'ouïe, qui par son affaiblissement avait dès les premiers malaises attiré l'attention de la malade, est devenue dure et, par instants, des tintements s'ajoutaient à cette demi-surdité. Un médecin constate de l'albumine dans l'urine.

Pendant l'été, la céphalalgie devient « atroce ». La soif et la fréquence des émissions d'urine, des crampes dans les membres inférieurs tourmentent, en outre, la malade. Les brouillards deviennent épais. L. B... compare à « la bise qui passe à travers une porte entr'ouverte » les bruits qu'elle entend dans ses oreilles.

Le 8 septembre, elle entre à la Pitié avec de la douleur lombaire, des troubles gastriques, de l'albumine dans les urines et un bruit de galop. Une sorte de voile ternit les objets qu'elle regarde. Les oreilles lui sifflent.

Le 28 octobre, grande amélioration. Les vomissements ont cessé. Pas d'œdème. Les paupières, seulement un peu lourdes. Mais les troubles de la vue et de l'ouïe sont aussi intenses. L'oreille gauche n'entend la montre qu'à 8 centimètres, et l'oreille droite qu'à 12 centimètres.

Et pourtant les deux tympans sont normaux, et présentent une transparence remarquable. Pas de traces d'inflammation le long du manche du marteau, pas de saillie de la petite apophyse. La trompe est libre.

Résumé. — L'affaiblissement de l'ouïe accompagne les premiers malaises. Bientôt brouillards, demi-surdité permanente et, par instants, tintements. Pendant l'été, les brouillards s'épaississent, les bourdonnements sont très intenses. En octobre, malgré l'amélioration générale, les troubles de la vue et de l'ouïe persistent avec le même caractère. Aucune lésion apparente des oreilles n'explique ces derniers, et cependant la montre n'es entendue qu'à 7 centimètres à gauche et 12 à droite.

III (Observ. pers.).—Mar. Franç..., 30 ans, ex-employé au chemin de fer, n° 7, salle Sainte-Marie, service de M. Bucqnoy (Cochin).

Pendant plusieurs mois, ce malade a présenté des troubles digestifs. Il avait souvent des vomissements le matin, et tous les quinze jours ou toutes les trois semaines, de violentes céphalalgies. La face était bouffie.

Après une amélioration produite par le régime lacté qu'avait ordonné un médecin, l'état s'aggrave de février à avril 1880.

Le malade est dans un état de surdité permanente, dont tout son entourage s'aperçoit, qui lui fait redouter la traversée des rues, et qu'il compare à celui d'un enfant qui a bouché ses oreilles avec ses mains. Des bourdonnements accompagnent cet affaiblissement de l'ouïe. Pas de douleurs.

Un nuage, « couleur de suie » et dont l'épaisseur varie chaque jour, trouble la vue, et rend difficile la lecture.

La tête est très lourde. Il y a de l'insomnie, des vomissements même la nuit, une certaine gêne de la respiration. A plusieurs reprises, des étourdissements ont fait perdre l'équilibre. Pourtant le lit n'a jamais été gardé toute la journée.

Enfin le 17 juin, le malade se décide à entrer à l'hôpital Cochin (Barraques). Sa face est bouffie. Ses urines contiennent une grande quantité d'albumine. Il est soumis au régime lacté.

Peu à peu, l'état s'améliore. La céphalalgie, les troubles de la vue, les troubles de l'ouïe diminuent en même temps. La surdité, qui depuis longtemps n'est plus accompagnée de bourdonnements, disparaît. Le brouillard est moins roussâtre. Il n'y a pas plus d'albumine.

On pense alors (août), à envoyer le malade à Vincennes, et pendant huit jours, il prend de la nourriture ordinaire. Mais l'albumine reparaît en grand abondance. De nouveau, bouffissure de la face. Les douleurs de la tête sont moins intenses qu'en juin, mais plus constantes. Troubles de la vue. Affaiblissement de l'ouïe par instants dans les deux oreilles.

Le malade passe à ce moment dans le service de M. Bucquoy. L'ophthalmoscope n'indique aucune lésion appréciable du côté des yeux. L'otoscope révèle à gauche un tympan d'un blanc un peu mat, et une légère vascularisation au niveau du manche du marteau. A droite, rien d'anormal (1) aucune trace de catarrhe nasopharyngien.

23 octobre. Les urines contiennent encore de l'albumine. Il y a de temps en temps, de la céphalalgie, mais le malade voit bien et entend bien.

3 décembre. La guérison n'est pas encore complète. Les troubles visuels et auditifs n'ont plus reparu.

N.-B. — Le malade qui est intelligent et rend bien compte de ce qu'il éprouve a constaté que la céphalalgie, les troubles de la vue, les troubles de l'ouïe ont marché de pair, augmentant et diminuant ensemble d'intensité.

Résumé. — Pendant plusieurs mois aucun trouble

______

(1) Le résultat de cet examen a été confirmé par M. Robert, interne des hôpitaux et qui a été pendant deux ans attaché au service otologique de M. Tillaux.

ni de la vue ni de l'ouïe. Une amélioration passagère est suivie d'une rechute (février). Alors surdité complète, bourdonnements et nuages devant les yeux qui rendent la lecture difficile. Cet état persiste plusieurs semaines ; puis les bourdonnements cessent, la surdité diminue, enfin disparaît en août. Mais une deuxième rechute amène une surdité intermittente. Aucune lésion de l'oreille droite. Légère vascularisation au niveau du manche du marteau, dans l'oreille gauche. En octobre, le malade voit bien et entend bien.

IV (Observ. person.). — La femme Canch..., ménagère, âgée de 53 ans, couchée au n° 14 de la salle Saint-Jean, dans le service de M. Bucquoy (Cochin), fait remonter le début de sa maladie au mois de mars dernier. A cette époque, elle présente de l'œdème des jambes et de la face, de la dyspnée, des troubles de la vue. Elle voyait sans cesse « comme des papillons qui voltigeaint autour d'elle. » Du côté de l'ouïe, aucun trouble. Trois mois d'hôpital améliorent son état, et elle quitte Cochin.

Fin septembre, une recrudescence de la maladie la force à y entrer de nouveau. Pendant le mois d'octobre, la dyspnée va souvent jusqu'à l'orthopnée, et la quantité d'urine (albumineuse) est plusieurs fois au-dessous de la normale. Sifflements dans les oreilles, fort désagréables.

Le 2 novembre, la malade est en proie à une grande oppression. On constate de la congestion œdémateuse des poumons en arrière, et à la base un bruit de galop très net, et de l'œdème des jambes. Toujours des sifflements surtout à droite, où la montre n'est entendue qu'à 10 centimètres.

Dans l'oreille gauche, le tympan est normal ; la trompe d'Eustache est libre. La montre est entendue à 30 centimètres.

Dans l'oreille droite, la membrane du tympan n'a pas la transparence de celle de gauche.

Elle est d'un blanc mat. La petite apophyse est un peu saillante. La montre est entendue à 10 centimètres. La trompe est libre.

2 décembre. L'état général s'est agravé. Mais les troubles de la vue et de l'ouïe n'attirent plus l'attention de la malade. L'ouïe est améliorée.

RÉSUMÉ. — Lors de la première atteinte de la maladie, en mars, les troubles visuels n'étaient accompagnés d'aucun symptôme du côté des oreilles. Fin septembre, rechute et bientôt paraissent des sifflements, surtout à l'oreille droite dont l'acuité auditive s'affaiblit. Tympan gauche normal. Tympan droit mat présente légère vascularisation du marteau.

V (Obs. pers.). — Cél. Dub..., âgée de 30 ans, et couchée au n° 9 de la salle Saint-Jean, dans le service de M. Bucquoy (Cochin), a été, pendant le dernier mois de sa grossesse, tourmentée par de fréquents vomissements et de la céphalée. Elle a commencé à accuser un brouillard intermittent devant les yeux, de la dureté de l'ouïe et une enflure des jambes.

Le 15 septembre l'accouchement s'est affectué normalement.

Mais les brouillards ont augmenté. La malade craignait d'être écrasée par les voitures. Elle s'est imaginée que l'allaitement « lui épuisait la vue », et l'a cessé. En même temps, il lui était impossible d'entendre une conversation dans la rue. Dans sa chambre, elle était obligée de faire répéter les paroles qu'on lui adressait,

Alors (2 octobre), elle s'est décidée à entrer à l'hôpital. On constate qu'il n'y a œdème, ni de la face, ni des jambes, mais de la céphalalgie, une dureté de l'ouïe prononcée, et dans l'urine une assez grande quantité d'albumine.

Depuis ce moment, la malade accuse par intermittence des maux de tête violents, qui s'accompagnent souvent de surdité.

L'examen de l'oreille ne révèle rien de particulier (1). Les membranes des deux tympans sont normales. Il n'y a pas de traces

(1) Examen confirmé dans ses résultats, par M. Robert.

d'inflammation, le long du manche du marteau, ni saillie de la petite apophyse. Pas de catarrhe naso-pharygien.

26 octobre. Les maux de tête diminuent ainsi que les brouillards. La surdité accompagne encore les accès de céphalalgie, et semble prononcée surtout le soir. Pendant les intervalles, la montre est entendue à 20 centimètres, environ, des deux côtés.

RÉSUMÉ. — A la fin de la grossesse, avec les symptômes de l'albuminurie, paraissent des troubles de la vue et de la surdité. Après l'accouchement, ces troubles visuels et auditifs s'accusent. Un mois et demi après, on constate une diminution permanente de l'ouïe, allant, par instants, jusqu'à la surdité. L'examen des oreilles ne révèle aucune lésion capable d'expliquer ces troubles.

VI (Obs. pers.). — Joseph Bil..., 27 ans, jardinier, se présente le 23 octobre à la consultation de l'hôpital Cochin.

D'après ce qu'il raconte, il se portait très bien, jusqu'au mois de septembre dernier. Pendant ce mois, il a dû faire ses vingt-huit jours, et comme soldat, coucher dans les casemates d'une ville frontière. Le temps était mauvais. Il a souvent passé la nuit avec des vêtements mouillés.

Vers le 20 septembre il a éprouvé du malaise, des frissons qui se sont répétés deux ou trois jours, et ont été accompagnés de douleurs lombaires et de céphalalgie.

Depuis une quinzaine de jours, c'est-à-dire depuis le 8 octobre un « brouillard » gêne sa vue. En même temps il a senti qu'il avait une certaine difficulté à saisir la conversation. Pas de bourdonnements dans les oreilles ni tintements. Seulement une diminution de l'acuité auditive. C'est le soir surtout, quand la céphalalgie est intense que la dureté d'oreilles s'accuse.

Au moment où le malade est examiné (23 octobre) sa face est pâle, mais non bouffie. (Nulle part d'œdème.) Il se plaint de la tête et de la région lombaire.

Les urines ont augmenté de quantité et l'obligent en général à

Doumergue.   2 se lever deux fois la nuit. Elles renferment une assez grande quantité d'albumine.

Rien de particulier au cœur. Troubles digestifs.

Les conduits externes de l'oreille sont libres. Pas de catarrhe naso-pharyngien. La montre est entendue à 20 centimètres environ des deux côtés.

N. B. Le malade se présenta à la consultation comme ayant pris froid, pendant ses vingt huit jours, et ne s'étant pas remis, depuis cette époque. Il accusait de la céphalalgie et de la dureté d'oreille survenue rapidement. Ce dernier fait attira l'attention sur les urines, et fit découvrir la présence de l'albumine.

Résumé. — Le 20 septembre, frissons. Quinze jours après, brouillard devant les yeux, demi-surdité s'accusant surtout le soir, et n'étant pas accompagnée de bourdonnements. La montre est entendue à 20 centimètres.

VII (Obs. pers.).—Cauchois (Aug.) 49 ans, couché au n° 11 de la salle St-Michel, dans le service de M. Laboulbène, à la Charité.

Un léger œdème généralisé que le malade prenait pour de l'embonpoint n'est accompagné, pendant plusieurs mois, d'aucun autre symptôme. En septembre, de la toux, de la dyspnée engagent à consulter un médecin. Mais celui-ci méconnaît la nature de la maladie, et le traitement ne produit aucune amélioration.

Alors Cauchois entre à l'hôpital le 27 sept. L'œdème est général et intense, la céphalalgie accusée. Les troubles de la vue et ceux de l'ouïe paraissent à ce moment.

Quand le malade fait mouvoir ses yeux, il lance en divers sens comme de petits corps blancs qui lui voilent les objets. » La lecture est difficile. Chaque jour et plusieurs fois par jour, reviennent dans les deux oreilles des sifflements et des bourdonnements, dont l'intensité est telle que, pendant ce temps, la conversation est suivie avec peine.

Pas de vomissements, pas de douleurs lombaires.

Dans l'espace de deux à trois semaines, le régime lacté produit une grande amélioration. Le malade qui attribuait les bourdonnements à l'œdème de la face, raconte de lui-même qu'ils ont disparu en même temps que celui-ci.

Au 15 novembre, il n'y a plus d'œdème nulle part. L'albumine est en très petite quantité dans l'urine.

Les deux tympans sont normaux, et translucides. Rien d'anormal du côté du marteau. Pas traces d'inflammation.

Le 29. Les troubles de la vue, les bourdonnements ne se sont pas montrés de nouveau.

Résumé. — Pendant plusieurs mois, pas de troubles visuels ni auditifs. En septembre, l'aggravation de l'état général amène des troubles de la vue, des bourdonnements et des sifflements d'une extrême intensité qui se montrent dans les deux oreilles chaque jour, plusieurs fois par jour, et qui ont disparu avec les troubles de la vue, lorsqu'une amélioration de l'état général s'est produite. Aucune lésion appréciable du côté des oreilles.

VIII (Obs. pers.). — Gil. (Félic.), 40 ans, couchée au n° 17 bis de la salle St-Geneviève, dans le service de M.Siredey, à l'hopital Lariboisière.

Au mois de juin dernier, la malade s'aperçut que ses jambes étaient enflées, et que le matin elle avait de la peine à ouvrir les paupières. En quelques jours l'œdème se généralisa. La région lombaire était douloureuse, les digestions difficiles, et tout aliment vomi.

Les troubles de la vue et les troubles de l'ouïe firent également leur apparition. Depuis lors, un léger nuage voile par instants les objets. Des bourdonnements se montrent de temps en temps dans les deux oreilles. Ils ont une courte durée, un quart d'heure, demi-heure. Parfois la malade reste plusieurs jours sans les accuser. Elle a remarqué qu'ils augmentent d'intensité, quand augmente la céphalalgie.

Au commencement de novembre, grâce au régime lacté, l'amélioration est notable. Mais l'insuffisance des ressources force la malade à entrer à l'hôpital. On constate la présence de l'albumine dans les urines.

11 novembre. L'œdème est généralisé mais léger. Il y a un peu d'ascite. La nuit, insomnie. La céphalalgie est le symptôme dominant. Les bourdonnements paraissent tonjours par intervalles avec une certaine intensité. Pas de mal à la gorge. La trompe est libre. L'acuité auditive est normale.

4 Décembre. L'œdème a disparu. L'état général s'est amélioré. Mais les bourdonnements persistent tous les deux ou trois jours, la malade est tourmentée par des bourdonnements qui durent demi-heure, trois quarts d'heure. L'acuité auditive est conservée. Rien du côté des yeux.

Résumé. — Pas de diminution appréciable de l'acuité auditive, mais des bourdonnements qui ont paru au début de la maladie, en même temps que les troubles visuels, et qui ont continué à se montrer d'une manière intermittente, avec une certaine intensité.

IX (Obs. pers.). — Ch. L. 25 ans, couché au n° 8 de la salle St-Charles, dans le service de M. Hérard (Hôtel-Dieu), éprouva au commencement du mois de juillet des douleurs dans les genoux, le long des membres, et bientôt parut un œdème généralisé. Il y avait de la fièvre, des vomissements. Un médecin constata de l'albumine dans les urines.

Six à sept jours, après l'apparition de l'œdème, le malade est inquiété par des bourdonnements qu'il compare à ceux d'abeilles qui auraient volé autour de lui. Ces bourdonnements n'étaient pas continus. Ils se montraient à trois ou quatre reprises par jour, et disparurent au bout de quinze jours.

Du côté des yeux, les troubles consistaient en étincelles de feu aperçues par le malade. Pas la moindre céphalalgie, ni à ce mom-ment, ni au début.

Après un mois environ, l'albumine diminue ainsi que l'œdème. Les troubles de la vue disparaissent. Mais le malade reprend sa nourriture habituelle. Nouvel œdème. Entrée à l'hôpital.

Le 6 oct. Les bourdonnements du début n'ont pas reparu. Amélioration d'état général.

Résumé. — Six à sept jours après l'apparition de l'œ-
dème, qui lui-même avait suivi de très près les accidents
du début, se montrent des bourdonnements. Ils se produisent à trois ou quatre reprises par jour, pendant
quinze jours seulement. Les troubles visuels, parus en
même temps, ont une durée plus longue.

X (Obs. pers.).— Lang. (Math.), 27 ans, couchée au n° 17 de la
salle Ste-Anne, dans le service de M. Empis, à l'Hôtel Dieu.

La malade, qui a toujours eu une bonne santé, était enceinte d'un
mois et demi environ, quand, sous l'influence d'une émotion profonde, elle fit une fausse couche. Le lendemain, elle retournait à
l'atelier, et continuait à travailler. Mais bientôt apparurent des
troubles gastriques, une soif intense, un besoin très fréquent d'uriner, des douleurs dans la région lombaire, et de la céphalalgie. La
face n'était pas bouffie, mais les paupières étaient lourdes le matin.

Un brouillard ne tarda pas à paraître devant les yeux, et avec
lui des bourdonnements qui revenaient presque tous les jours. Ils
n'étaient pas continuels et persistaient tantôt une heure, tantôt
déux heures.

La situation était restée la même pendant trois mois. Il s'était
seulement ajouté des vomissements, quand, le 7 novembre, la
malade fut surprise par une attaque épileptiforme. On l'apporta
sans connaissance à l'hôpital. Vingt-quatre heures après, elle re-
venait à elle-même. La face était légèrement bouffie. Les urines
contenaient de l'albumine,

12 novembre. La céphalalgie est intense, mais l'état général
n'est pas mauvais. Les brouillards qui s'étaient de nouveau montrés après l'attaque ont disparu. Quand aux bourdonnements, ils
n'ont pas reparu.

L'otoscope ne révèle rien de particulier.

Le conduit auditif externe est libre.

Sur le tympan et sur le manche du marteau, pas traces d'inflammation. La teinte de la membrane est normale. La trompe n'est pas obstruée. La malade, d'ailleurs, n'est pas sujette aux maux de gorge.

Résumé. — En juillet, quelques jours après les troubles gastriques, la polyurie et la douleur lombaire, paraissent à la fois des brouillards devant les yeux, et des bourdonnements qui persistent une heure ou deux par jour. Il en est ainsi pendant trois mois. Après une attaque d'urémie les bourdonnements disparaissent.

XI (Obs. pers.). — El. Coul..., 24 ans, cuisinier, couché au n° 9 de la salle Saint-Charles, dans le service de M. Hérard, à l'Hôtel-Dieu.

Au mois d'octobre 1879, C... présente pendant quelques jours de l'anorexie, du malaise et des frissons.

Le 14 octobre il a un étourdissement, tombe sur le sol et, pendant deux heures, demeure sans connaissance. Bientôt il remarque que son urine contient du sang et que sa vue se trouble.

Le 4 décembre, il entre à l'Hôtel-Dieu, tourmenté par de la céphalalgie et de fréquentes envies d'uriner. On constate de l'albumine dans les urines.

Au mois de janvier, de l'œdème paraît à la face, puis s'étend à tout le corps. En même temps, le malade se plaint de bourdonnements, de sifflements dans les oreilles, qui s'accentuent quand la céphalalgie augmente. La région lombaire est douloureuse.

Pendant le mois de février, la situation se prolonge ainsi, les bourdonnements ne restant pas un seul jour sans se montrer.

Au mois de mars, la quantité d'urine diminue beaucoup ; l'œdème généralisé est intense, les troubles de la vue et de l'ouïe s'accentuent. Enfin, le malade tombe dans un coma profond pendant quelques jours. En revenant à lui, C... y voit à peine, l'ouïe est très dure. Pendant deux ou trois jours, il éprouve de la douleur dans l'oreille gauche, et quand il est couché sur l'oreille droite, il n'entend absolument rien de ce qui se passe dans la salle.

Peu à peu, l'œdème diminue. Du côté des sens, c'est d'abord la vue et ensuite l'ouïe qui s'améliorent.

3 novembre. Depuis le mois d'avril, l'œdème est peu marqué. L'albumine a diminué. On constate un bruit de galop. Toujours des brouillards et des mouches devant les yeux. Les bourdonnements affaiblis subsistent, paraissant et disparaissant. La montre n'est entendue qu'à 0,08 centimètres à gauche, et à 0,15 centimètres à droite.

Avec l'otoscope, on constate de chaque côté des fragments de cérumen qui, sans obstruer complètement le conduit, gênent l'examen. Les injections d'eau tiède sont faites, mais elles produisent des vertiges, et le malade se refuse à un examen ultérieur.

N. B. — L'examen du tympan et l'expulsion complète du cérumen pouvaient seuls faire connaître avec certitude le rôle que les fragments cérumineux jouaient ici dans la production des troubles auditifs. Mais comme ces troubles ont paru avec l'œdème quand l'état empirait, en janvier ; comme ils se sont exaspérés pendant la période grave de mars, pour ensuite diminuer avec les autres symptômes ; comme il y eut toujours un rapport entre leur intensité et celle de la céphalalgie, il nous semble impossible d'admettre qu'ils doivent être attribués à la présence du cérumen.

Nous citerons maintenant un cas dans lequel une ancienne affection de l'oreille semble avoir été réveillée sous l'influence du mal de Bright.

XII (Obs. pers.).— C'est le cas d'une femme, âgée de 45 ans, qui, dans son enfance, avait présenté pendant quelques temps une otorrhée de l'oreille gauche. A la suite de cet écoulement, l'ouïe demeure affaiblie ; mais l'oreille droite ayant conservé son acuité auditive normale, pendant trente-cinq ans, aucun phénomène morbide bien accusé n'attire l'attention de cette femme. Dernièrement elle entre à la Pitié, atteinte d'une néphrite parenchymateuse. Sa face est un peu œdématiée. Un matin, elle s'aperçoit qu'elle n'entend presque plus de l'oreille gauche. Cette oreille est le siège de nombreux bourdonnements et d'une douleur assez intense.

L'otoscope révèle de la rougeur péri-tympanique, avec une vascularisation du manche du marteau. La petite apophyse est saillante. Le tympan déprimé est d'un blanc nacré. L'oreille droite ne présente rien de particulier.

En janvier 1880, le Dr Alibert a soutenu à la Faculté, une thèse intitulée : *Contribution à l'étude clinique du mal de Bright*. Elève de M. Dieulafoy, il ne pouvait dans ses longues et minutieuses observations passer sous silence les troubles auditifs. Nous allons en résumer quelques-unes, en nous plaçant au point de vue qui nous occupe.

Obs. XIII. — Darg.., (Zélie), domestique, couchée au n° 14 de la salle Laënnec (hôpital Tenon), dans le service de M. Dieulafoy. Néphrite mixte.

Il y a trois ans, elle éprouve en même temps des douleurs lombaires, de fréquentes envies d'uriner, de la toux, des accès d'oppression au commencement de la nuit. A la même époque, bourdonnements d'oreilles très forts des deux côtés. A gauche, demi-surdité.

l y a trois semaines, l'œdème s'est montré pour la première fois aux malléoles, a gagné les jambes et les cuisses, où on peut en constater l'existence, quand elle entre à l'hôpital (2 avril 1879). A cet œdème des extrémités, s'est bientôt joint l'œdème de la face.

La dyspnée est très grande. Râles sibilants et sous-crépitants disséminés dans toute l'étendue des deux poumons. Crampes dans les membres. Bourdonnements d'oreilles; demi-surdité à gauche, Réponses lentes. Regard hébété. 125 grammes d'urine seulement, dans lesquels on trouve une quantité d'albumine qui représente 26 grammes par litre.

Le 7 avril, l'amélioration commence à s'accuser. Et le 28, il n'y a plus d'œdème, ni aux membres inférieurs, ni à la face. Il n'y a plus de bourdonnements d'oreilles, ni de demi-surdité à gauche. L'urine est remonté à 3 litres.

Puis, pendant plusieurs mois, l'état général reste satisfaisant. Le symptôme qui persiste avec le plus de ténacité et domine toujours la scène, est l'oppression.

Résumé. — Au début de la maladie, des bourdonnements très forts dans les deux oreilles, une demi-surdité à gauche accompagnent les premiers symptômes. Trois ans plus tard (2 avril), rechute et menace d'urémie; bourdonnements d'oreille et demi-surdité gauche disparus le 28.

Obs. XIV. — Anne Cat..., 27 ans, fleuriste. Néphrite mixte (1).

Il y a sept ans, bronchite avec pleurésie. La guérison incomplète laisse de l'oppression et un peu d'œdème des extrémités inférieures.

Il y a deux ans, nouvelle pleurésie.

Depuis la première maladie (qui n'était probablement qu'une atteinte thoracique du mal de Bright), Cat... a remarqué qu'elle urinait beaucoup et souvent. Elle devait se lever la nuit.

En février 1879, paraît sur la face un œdème, qu'on constate encore au mois de mai, surtout au niveau des paupières.

Pendant mars et avril, la malade accuse de temps en temps des bourdonnements dans les deux oreilles, sans que l'acuité de l'audition paraisse sensiblement modifiée.

De mai à fin juillet, époque de la mort, vomissements, diarrhée, céphalalgie, toux fréquente, accès d'oppression. Mais absence de troubles auditifs.

Obs. XV. — Lar... (Marie), 52 ans, cuisinière, salle Magendie, n° 9, Tenon, service de M. Dieulafoy (2).

Le début de la néphrite interstitielle paraît remonter à cinq ans: envies fréquentes d'uriner, polyurie, céphalalgie.

Il y a deux ans environ, Lar... a remarqué que sa figure était

(1) Thèse Alibert.
(2) Thèse Alibert.

enflée. Le matin, en s'éveillant, elle éprouvait de la difficulté à soulever ses paupières. Quelques jours après, elle voyait ses pieds enfler également.

A la même époque, elle a eu des crampes dans les jambes, des épistaxis, des troubles de la vue (les objets n'étaient aperçus que d'une façon confuse), et des bourdonnements dans les oreilles.

A son entrée à l'hôpital, Lar... présente de l'œdème pulmonaire et de l'œdème des membres inférieurs. Les urines contiennent 6 gr. 30 d'albumine par litre. Les troubles de l'ouïe ne reparaissent pas, pendant les trois mois du séjour qui amène une grande amélioration.

Voici un cas d'épanchement de sang dans la cavité du tympan, observé, dans le cours d'un mal de Bright, par le Dr Schwartze, et que nous trouvons dans les *Archiv. fur Ohrenheilkunden* (Wurtzbourg t. IV), 1868.)

« Obs. XVI. — Szuyks, sous-officier, âgé de 25 ans, d'une constitution robuste avait éprouvé quelque temps avant sa réception au lazaret, souvent avec des intervalles de deux ou trois semaines, des accès de faiblesses allant jusqu'à l'évanouissement, de la dyspnée, des palpitations, de la céphalalgie, des éblouissements.

A son entrée au lazaret, le 23 décembre 1867, on constata qu'il présentait de l'albumine dans ses urines, une apoplexie de la rétine des deux yeux, accompagnée, dans l'œil gauche, de décollement. Le foie et la rate étaient augmentés de volume. Les deux poumons étaient infiltrés dans les lobes inférieurs, et un catarrhe s'étendait au poumon entier.

Le choc de la pointe du cœur se produisait à sa place normale, mais il était faible. Les bruits étaient très confusément perçus ; mais pas de souffles.

Les jours suivants d'abondantes hémorrhagies nasales se produisirent à plusieurs reprises. La grande quantité d'albumine de l'urine diminua, et disparut peu à peu complètement. Malgré cela, l'appétit faisait tout à fait défaut ; les forces diminuèrent rapidement.

Le 16 janvier 1868, le malade se plaignit tout à coup d'une violente douleur dans l'oreille droite, jusque-là entièrement saine.

Elle ne datait que de quelques heures, quand je pus entreprendre
l'examen de l'oreille. Le tympan paraissait rouge bleuâtre,et plan.
Pour calmer la douleur, on posa quelques sangsues, sans grand
succès.

Le jour suivant, la couleur du tympan était d'un rouge foncé
uniforme et on ne pouvait plus douter qu'un épanchement de sang
ne se fût produit dans la cavité du tympan. La douleur persistant,
on versa souvent de l'eau tiède dans l'oreille.

Le 19, une abondante sécrétion séreuse s'écoula de l'oreille.
Pendant le lavage de celle-ci avec une seringue, un petit caillot
de sang s'en détacha. Dans la partie inférieure du tympan, se montra une perforation de la grandeur d'une tête d'épingle, à bords
irréguliers, et comme provenant d'une déchirure. L'après-midi,
on remarqua au milieu de l'eau chaude (injectée dans l'oreille
toutes les dix minutes), une masse blanche, qui dut être extraite
avec un certain effort du conduit auditif externe. Cette masse avait
une longueur de deux lignes, et une épaisseur d'une demi-ligne.
D'après son aspect, elle fut prise pour un coagulum de fibrine.

Le 20, au matin, en versant de l'eau dans l'oreille, on remarqua
un deuxième filament, tout à fait de même nature que le premier.
Il fallut aussi un certain effort pour l'extraire. L'écoulement de
l'oreille était maintenant devenu purulent.

Par suite de l'aggravation croissante de l'état général, la mort,
précédée de coma, survint le 22 janvier.

L'examen au microscope des coagulum blancs et d'aspect fila-
menteux dont il a été question plus haut, ne fut malheureusement
pas entrepris sur-le-champ. Ils restèrent vingt-quatre heures environ dans l'eau. On trouva ensuite une masse à granulations très
fines, entremêlée de nombreuses cellules épithéliales pavimen-
teuses.

L'autopsie, pratiquée le 23 janvier, vingt-neuf heures après la
mort, montra une hypertrophie très considérable, et de la dilatation du ventricule gauche; les deux reins, atrophiés, légèrement
granuleux; le foie, la rate considérablement augmentés de volume.
Les poumons présentaient dans la partie supérieure, de l'hépatisation grise à gauche, et de l'hépatisation rouge à droite. Catarrhe
chronique de l'estomac et de l'intestin grêle. Rétinite apoplectique
avec décollement de la rétine, des deux côtés.

La section des organes auditifs donna le résultat suivant : à droite inflammation hémorrhagique de la muqueuse du tympan. La cavité du tympan est remplie d'un liquide sanguino-purulent. Le tympan fortement rougi et tuméfié, est recouvert d'une mince couche purulente, et présente dans son quart antéro-inférieur une perforation de la grosseur d'une forte tête d'épingle.

La muqueuse de la trompe d'Eustache présente aussi une injection considérable, mais plus faible que celle du tympan et diminuant après l'osteum pharyngium.

Dans les cavités de l'oreille interne, aucune hyperémie.

L'oreille gauche, dont le malade ne s'était pas plaint, à cause du coma, dans les derniers jours de sa vie, présenta aussi un tympan rouge sombre, une cavité tympanique remplie de liquide séro-sanguinolent.

La muqueuse de la trompe d'Eustache est injectée. Celle de la cavité pharyngo-nasale, d'un rouge foncé, présente de nombreuses petites ecchymoses.

Résumé. — Le 16, tout à coup violente douleur dans l'oreille droite, saine jusque-là, et l'on constate une rougeur bleuâtre du tympan.

Le lendemain Schwartze diagnostique un épanchement sanguin dans la caisse. Le 19, une abondante sécrétion séreuse s'écoule de l'oreille. On constate une perforation du tympan, et dans le conduit externe un coagulum de fibrine. Le 20, nouveau coagulum ; l'écoulement devient purulent.

L'autopsie montre une inflammation hémorrhagique du tympan droit, avec une perforation et la présence d'un liquide sanguino purulent dans la caisse. A gauche le tympan est rsuge sombre, et la caisse est remplie d'un liquide séro sanguinolent.

Pas d'hyperémrie de l'oreille interne.

Obs. XVII. — Marx (Marie), 31 ans, salle Sainte-Marguerite, nº 20, Tenon, service de M. Dieulafoy. (1)

En 1877, la malade avait présenté de l'œdème des jambes rapidement généralisé, et en même temps des envies fréquentes d'uriner, des épistaxis, de la céphalalgie, des bourdonnements d'oreille, un écoulement séreux par l'oreille gauche. Elle entre à la Charité, où elle passe deux mois. On constate dans les urines la présence de l'albumine. Le régime lacté produit une amélioration rapide.

Au mois de novembre 1878, la malade est reprise d'œdème des jambes et de céphalalgie. Quand elle entre à Tenon (8 janvier 1879) il y a de la bouffissure de la face et quelques troubles de la vue. Les urines contiennent des traces d'albumine.

Le 13 janvier, polyurie. L'oreille gauche est le siège d'une hémorrhagie, qui se manifeste, paraît-il, tous les deux ou trois jours, depuis deux mois.

Les 15, 16, 17, 18, l'otorrhagie se produit chaque jour.

Le 20, l'otorrhagie reparaît, le matin, un peu plus abondante que d'habitude.

Le 22, l'otorrhagie dure toute l'après-midi. La malade a taché tout un mouchoir avec le sang qui s'est écoulé.

Le 23. Otorrhagie légère.

Le 24. Otorrhagie plus abondante que de coutume.

Le 26. Otorrhagie assez abondante.

Les 27, 28. Légère otorrhagie.

Le 29. Epistaxis. Pas d'otorrhagie.

Le 30. Légère otorrhagie, épistaxis.

Du 1er au 15 février, les hémorrhagies de l'oreille gauche continuent ainsi à se montrer chaque jour, plus ou moins abondantes et accompagnées quelquefois d'épistaxis.

Le 16 et 17. Otorrhagies très abondantes, malgré l'apparition des règles.

Le 19. Le Dr Lœwemberg examine le conduit auditif et constate la présence d'un polype assez volumineux, rosé et framboisé.

Pas d'otorrhagie jusqu'au 24.

4 mars. Bourdonnements d'oreille et sifflements qui se manifestent très fréquemment, paraît-il, depuis le début de la maladie, et que la malade a omis de signaler.

(1) Résumé d'une observation contenue dans la thèse du Dr Alibert.

Le 8. Sifflements dans l'oreille droite, le 14 dans l'oreille gauche.

Le 15. Bourdonnements dans les deux oreilles. Les otorrhagies, qui avaient cessé pendant trois semaines, reparaissent.

Tout à coup, après un refroidissement supposé, éclatent des accidents aigus : frissons, fièvre intense avec 40° le soir et rémission matinale de 1 ou 2 degrés, hémoptysies, râles humides aux sommets, diarrhée incoercible. Ces phénomènes se calment au bout d'un mois, et alors commence l'évolution d'une phthisie pulmonaire, pendant le cours de laquelle les symptômes du mal de Bright paraissent amendés. Les otorrhagies, qui avaient continué pendant la période aiguë, disparaissent ensuite et ne reparaissent plus.

N.-B. — La présence du polype enlève à cette observation une partie de son importance. Cependant, peut-elle suffire à expliquer la fréquence, la régularité, l'abondance de ces otorrhagies qui se produisirent presque tous les jours, pendant des mois? Certainement le mal de Bright a exercé une influence sur la répétition de ces hémorrhagies, et le fait que dans l'oreille saine, comme dans l'oreille où siégeait le polype, on constatait des bourdonnements et des sifflements, montre que la sphère des organes acoustiques chez cette femme avait été atteinte.

Dans le *Berliner Klinische Wochenschrift*, n° du 18 octobre 1880, nous trouvons l'observation suivante, recueillie par un médecin militaire d'Odessa, le Dr Gurovitsch.

« Obs. XVIII. — Un soldat du 14° bataillon des tirailleurs, Ivan Krivdin, âgé de 22 ans, au service depuis l'année 1879, né dans le gouvernement de Kursker, fut reçu le 30 oct. 1879, dans l'hôpital militaire d'Odessa. Auparavant, il avait eu dans son village, et particulièrement en été, des accès intermittents. Il n'avait jamais eu d'autres maladies, ni jamais souffert des oreilles. A son entrée à l'hôpital, on constatait une fièvre intermittente à forme anormale.

Quelques jours après, à la suite des symptômes présentés par l'urine et de l'apparition de l'anasarque, le diagnostic de la néphrite fut établi. Je vis le malade pour la première fois le 20 décembre, et le 26 décembre il fut transporté dans la section des maladies des oreilles de l'hôpital. Voici quel était son état :

Le malade est de forte constitution, avec des muscles et un système osseux bien développés. La peau est jaune de cire, les muqueuses pâles. Anasarque peu considérable des extrémités inférieures et du visage, surtout à droite. Dans les poumons, la respiration est pure. Le premier bruit du cœur est sourd, le second, au niveau de l'aorte, est fortement accentué. Le pouls est plein, 85. Le foie n'est pas augmenté à la percussion. La rate, plus volumineuse, est sensible à la palpation. Dans la cavité abdominale, un peu de liquide. Quantité d'urine, 1075 cc. Réaction neutre. Couleur foncée de bière. Un peu d'albumine.

Le malade se plaint d'une diminution de l'ouïe et de bruits dans l'oreille droite, ne datant pas de plus de dix jours. La montre n'est pas entendue, même en la plaçant sur le pavillon de l'oreille, ainsi que la voix murmurée à un pouce de distance. La transmission du bruit de la montre par les os du crâne est conservée. Dans l'oreille gauche, l'ouïe est normale.

Dans l'oreille droite, le pus remplit le conduit externe. Après l'avoir enlevé, on constate un reflet pulsatile sur le tympan recouvert de pus. Par le cathétérisme de la trompe, on perçoit un bruit de perforation. Dans l'oreille gauche, le tympan est normal et transparent.

D'après les renseignements du malade, même avant la lésion constante de l'oreille, il avait eu des bruits et ressenti des douleurs dans l'oreille droite. Ils étaient sans rapport avec la position mobile et l'intensité de l'œdème du visage, et avaient débuté cinq jours avant la sécrétion de l'oreille. Graduellement s'est formé un abcès, au devant du conduit externe droit et sous l'arcade zygomatique. Cet abcès est ouvert par une profonde incision, le 29 décembre 1879. Il ne s'écoule pas plus de deux drachmes de pus louable. Ni les injections de liquide, ni la sonde ne démontrent de communication avec l'oreille. Quelques jours après, l'incision est cicatrisée.

Pendant ce temps, le malade présente une fièvre à type intermittent irrégulier. La sécrétion de l'urine oscille entre 500 et 2,000 cc. On constate toujours de l'albumine.

31 décembre. Le malade commence à se plaindre de douleurs lancinantes dans l'oreille gauche et offre une augmentation de l'œdème du visage, aiusi que de l'anasarque du côté gauche. L'ouïe est fortement diminuée, le tympan rose mat. Rien à noter sur le manche du marteau.

2 janvier 1880. Saillie du segment postéro-supérieur du tympan. Le cathétérisme de la trompe produit un bruit sec tremblotant. La paracentèse de la membrane est faite au point le plus élevé de la saillie. Un peu de liquide séro-purulent s'écoule.

Pendant trois semaines, la sécrétion purulente dans les deux oreilles augmente ou diminue, suivant qu'augmentait ou diminuait de chaque côté l'œdème du visage. A ce moment, les perforations se fermèrent, et la sécrétion du pus s'arrêta. Mais l'état général du malade empira. Il devint de plus en plus faible, sous l'influence de l'albuminurie et de la fièvre. La quantité d'urine descendit à 490 cc. Dans les poumons on entendait, les derniers jours, des râles humides. A partir du 2 février, il devint impossible de quitter le lit et la mort eut lieu le 6 février, le malade présentant de l'œdème pulmonaire et de l'asystolie.

Voici le résultat de l'autopsie, pratiquée le 7 février au matin.

Contracture des muscles, moyenne. Taches cadavériques, sur le dos seulement. Anasarque étendu à tout le corps, et particulièrement accusé sur le visage, les mains et les pieds.

Boîte osseuse crânienne : Méninges exsangues, œdématiées. Granulations de Paccini très développées. Cerveau anémié, ramolli, œdématié.

Cavité thoracique : dans le péricarde, 6 onces d'un liquide jaune clair et séreux. Le cœur contracté n'est pas augmenté de volume. A sa surface, du tissu graisseux œdématié. La paroi du ventricule gauche a 2 centimètres d'épaisseur. La cavité n'est pas agrandie. Les valvules sont normales. Les deux poumons ont leur surface accolée à la paroi thoracique. Le tissu est partout perméable à l'air, mais fortement œdématié. A la partie postéro-inférieure, quelques phénomènes hypostatiques.

Cavité abdominale : collection importante de liquide séreux. Le foie, de couleur brune, est diminué de volume dans son lobe gauche. La rate très volumineuse, de couleur chocolat, crie sous le couteau. A sa surface, corpuscules de Malpighi. La capsule des reins s'enlève assez facilement. Leur surface est lisse ; leur volume très augmenté. La coûche corticale est épaissie, d'un blanc jaunâtre ; les pyramides d'un rose grisâtre. Dans les intestins et la vessie, rien de particulier.

Après avoir scié la partie médiane du crâne, on ouvre les deux cavités du tympan et du labyrinthe avec le marteau et le ciseau. Dans les deux cavités du tympan, la muqueuse est tuméfiée et épaissie, d'une couleur gris jaunâtre et recouverte d'une masse purulente. Les osselets sont intacts et susceptibles de mouvements. Dans les cellules mastoïdiennes, un liquide séro-purulent. Dans le limaçon et dans les conduits musculaires, à l'œil nu, rien de particulier.

Des préparations du foie, des reins, de la rate, du cœur furent soumis au Dr Stropanoff, prosecteur de l'hôpital d'Odessa. Le muscle du cœur normal n'avait pas perdu ses stries. Les cellules du foie avaient leur noyau, et c'est seulement le long des espaces interlobulaires et contre leur paroi que l'on pouvait voir des dépôts pigmentaires. Dans le parenchyme de la rate, beaucoup de pigment déposé ; mais les trabécules très développées en sont dépourvues. Dans les tubes contournés des reins, l'épithélium a encore ses noyaux en plusieurs endroits. Ailleurs, on voit déjà la destruction des cellules dégénérées. Le tissu cellulaire intermédiaire n'est pas augmenté. Les reins présentent donc une véritable néphrite parenchymateuse, passant du premier stade au second. La mort du malade paraît due à l'hydropisie du péricarde, à la paralysie du cœur, à l'œdème des poumons.

Ce cas de néphrite parenchymateuse qui, étiologiquement, doit être rattaché à la malaria, présente d'autant plus d'intérêt que les phénomènes du côté de l'ouïe peuvent être rattachés aux modifications anatomo-pathologiques de l'oreille, et ne doivent pas être considérés comme des troubles fonctionnels nerveux. Ils ne peuvent pas non plus être assimilés aux troubles de la rétine dans la néphrite.

L'œil, malheureusement, ne fut pas examiné. Dans une néphrite parenchymateuse, il doit rarement être atteint. Quoiqu'il soit hors de doute que nous ayons eu ici une néphrite parenchymateuse,

<table>
<tr><td>Doumergue.</td><td>3</td></tr>
</table>

cependant le second bruit de l'aorte était très accentué, et un fort bruit de galop était perceptible.

Résumé. — Pendant dix jours, affaiblissement de l'ouïe, bruits dans l'oreille droite. Puis on constate un écoulement purulent et une perforation du tympan. Peu à peu se forme un abcès au-devant du conduit externe et sous l'arcade zygomatique.

Puis l'œdème facial s'accuse à gauche. Des douleurs lancinantes paraissent dans l'oreille gauche, saine jusque-là. La paracentèse du tympan donne un liquide séro-purulent.

Pendant trois semaines, la sécrétion purulente augmente ou diminue dans les deux oreilles, suivant qu'augmente ou diminue de chaque côté l'œdème du visage. Puis les perforations se ferment. Mort du malade.

L'autopsie montre la muqueuse de la caisse tuméfiée, gris jaunâtre, recouverte d'une masse purulente dans les deux oreilles. A l'œil nu, rien de particulier dans le limaçon et les canaux semicirculaires.

CHAPITRE II.

Les observations précédentes montrent que les brightiques, dont nous avons résumé l'histoire, présentaient
des troubles variés du côté de l'appareil auditif. Mais
ces manifestations morbides sont-elles une pure coïncidence? Ou bien faut-il voir en elles des symptômes,
sinon constants, du moins assez fréquents dans la maladie qui nous occupe? Les chiffres seuls peuvent tran-
cher cette question.

Nous avons eu l'occasion d'examiner 27 malades
atteints des différentes formes du mal de Bright.

13 ne présentaient aucun trouble de l'ouïe,

14 présentaient divers troubles fonctionnels.

Ces derniers se répartissent ainsi :

Demi-surdité et bourdonnements simultanés. 6 cas
Affaiblissement de l'ouie...................... 1 —
Bourdonnements, sifflements.................. 7 —

Dans la *Gazette hebdomadaire* du 25 janvier 1878,
M. Dieulafoy constate que sur 37 cas de néphrites ai-
guës ou chroniques, les troubles auditifs existaient
15 fois. Ils se répartissaient ainsi :

Surdité permanente et complète............ 2 cas
Demi-surdité fort accentuée et passagère...... 3 —
Affaiblissement simple de l'ouie............. 6 —
Bourdonnements, sifflements sans surdité.... 5 —

Dans son *Etude clinique du mal de Bright*, le Dr Alibert a publié 8 observations de néphrites interstitielles ou parenchymateuses, qui n'étaient nullement choisies en vue des troubles auditifs.

Sur ces 8 cas, nous trouvons 5 fois des troubles auditifs qui se répartissent ainsi :

```
Bourdonnements dans les oreilles...........   5 cas
Douleurs lancinantes accompagnant les bour-
   donnements .............................   1 —
Demi-surdité latérale.....................   1 —
```

Si nous réunissons le nombre des malades examinés et le nombre de ceux qui ont présenté des symptômes du côté des oreilles, nous trouvons 35 cas de troubles auditifs pour 72 malades, soit à peu près une moyenne de 1 sur 2. Ces chiffres, puisés à différentes sources, écartent donc entièrement l'idée d'une pure coïncidence.

CHAPITRE III.

CARACTÈRES ET MARCHE DES TROUBLES AUDITIFS.

On a lu plus haut les observations qui établissent la réalité des troubles de l'ouïe dans le mal de Bright. On a vu leur fréquence. Essayons maintenant de dégager les caractères constants et, autant que cela est possible, d'en esquisser la marche.

L'intensité de ces troubles présente de grandes diffé-
rences suivant les cas. Depuis ce malade atteint de
néphrite parenchymateuse qui, sans le moindre trouble
fonctionnel, est péniblement impressionné par l'action
de l'air sur son tympan et cherche à se soustraire à
cette action par de l'ouate ; depuis tel autre malade
qui, à de rares intervalles, éprouve de légers bourdonnements, jusqu'à celui qui perd entièrement les fonctions de l'une de ses oreilles, on trouve tous les inter-
médiaires. Mais en général on constate, ou bien des
bourdonnements, ou bien une demi-surdité double ou
unilatérale, ou bien une demi-surdité accompagnée de
bourdonnements ; jamais nous n'avons rencontré de
surdité absolue.

Bourdonnements. — Ce qui frappe d'abord, c'est leur
caractère intermittent. Nous n'avons pas ici de ces
bourdonnements continuels qu'on rencontre quelquefois dans l'otite catarrhale chronique, presque toujours
dans l'otite scléreuse et qui plongent le malade dans la
tristesse et le découragement. Non. Ils ont une courte
durée. Ils paraissent, par exemple, le matin, se prolon-
gent une demi-heure, une heure, deux heures, puis disparaissent, pour reparaître encore dans la journée, quelquefois pour ne pas reparaître d'un jour ou deux. Cette
marche est très nette dans les obs. IV, VII, X.

Enfin, lorsqu'ils existent à une période de la maladie,
ils peuvent ne pas persister pendant toute la durée de
son évolution. Dans l'obs. VII le malade a eu, pendant
trois semaines, des bourdonnements intermittents d'ex-

trême intensité. Ils n'ont pas reparu. Dans l'obs. IX, ils se sont montrés à trois ou quatre reprises par jour, pendant quinze jours seulement. Dans l'obs. X, ils ont duré trois mois.

Demi-surdité. — La demi-surdité aussi présente ce caractère d'intermittence.

Cél. Dub... (obs. V), pendant la visite du matin, présentait rarement un affaiblissement de l'ouïe bien caractérisé et, le soir de la même journée, il fallait souvent élever la voix et répéter les paroles pour obtenir une réponse.

Le jardinier B... (obs. VI) entendait presque comme tout le monde le matin en se levant et, à la fin de la journée, il éprouvait une certaine difficulté à saisir la conversation.

Dans son *Traité des maladies des reins*, Rosenstein parle d'une jeune fille qui avait présenté en même temps un anasarque généralisé et un affaiblissement de l'ouïe, prononcé surtout à droite. Le 25 août, on constate que les fonctions auditives ont repris leur intégrité. Le 27, l'ouïe s'est de nouveau affaiblie. Le 26 septembre, la surdité est presque complète. Le 4 octobre, l'ouïe revient avec une finesse exquise et se conserve jusqu'au 14. A ce moment, l'œdème se généralise de nouveau et l'ouïe reste abolie jusqu'à la mort, le mois suivant.

Il est à remarquer que plus la surdité est accentuée, et moins elle a de tendance à l'intermittence. Notre obs. III en est un exemple frappant. Au moment où l'affection générale est à son maximum de gravité, où le malade a perdu presque complètement l'ouïe et re-

doute de traverser une rue parce qu'il n'entend pas les
voitures, à ce moment la surdité est permanente. Quelques mois plus tard, après une rechute, l'appareil auditif sera de nouveau atteint, cette fois légèrement
atteint. Et alors la surdité présentera ce caractère bien
net d'intermittence.

Naturellement, quand une lésion de l'appareil auditif (1) accompagne les troubles fonctionnels, ces alter-
nances d'abolition et de retour de l'ouïe disparaissent.
La surdité pourra bien encore être influencée par les
améliorations et les aggravations de l'affection générale, mais elle sera surtout liée à l'évolution de la lésion
particulière qui la produit.

Bourdonnements et surdité peuvent se montrer à
toutes les périodes de la maladie. Le plus souvent, ils
sont contemporains de l'anasarque. Mais, ce qui est
important à noter, c'est qu'ils peuvent le précéder et
apparaître tout à fait au début de la maladie, quand
l'attention du médecin n'a pas encore été attirée du côté
des urines.

La femme dont l'histoire est relatée dans l'obs. II
commença par éprouver des troubles dyspeptiques et
un *affaiblissement de l'ouïe*. La nature de cet état fut
longtemps méconnue. Le médecin pensait à l'anémie.
On ne songea à examiner les urines qu'en présence de
l'œdème, survenu plus tard aux extrémités inférieures.

Dans l'obs. XIII la maladie, qui remontait à trois ans,
avait débuté par de la polyurie, des accès d'oppression,

(1) Voir chapitre suivant.

des bourdonnements dans les oreilles et de la *demi-sur-dité* à gauche.

Le Dr Villard a communiqué à M. Dieulafoy un fait extrêmement intéressant au point de vue qui nous occupe (1).

« Le 22 février 1877, j'étais mandé en consultation avec le Dr Vincent auprès d'une dame de 45 ans, atteinte depuis une douzaine de jours de pneumonie droite. La convalescence s'annonçait franchement lorsque, le 22 février dans la matinée, la malade eut un violent frisson, suivie de fièvre et de malaise considérable. La température était fort élevée, le pouls était à 10, et rien du côté de la poitrine ni ailleurs ne pouvait expliquer cet état fébrile. La malade se plaignait en outre, *depuis la veille* au soir, d'une *surdité* très marquée dans l'oreille droite. *Deux jours après,* mon confrère et moi, nous constations chez cette malade un *œdème* de la face et des jambes. L'examen des urines aussitôt fait, décela une notable quantité d'albumine. Les jours suivants, la surdité s'amenda. »

Dans les observations du Dr Pissot, nous trouvons quelques cas analogues :

C'est un jeune homme qui est pris de vives douleurs dans l'oreille gauche et de *surdité* presque complète du même côté. Ces accidents durent une quinzaine de jours, puis sont suivis d'un œdème des jambes, du scrotum, de la face.

C'est une couturière qui d'abord accuse des *bour-*

(1) Gaz. hebd., 25 janv. 1878.

donnements d'oreille avec une *demi-surdité*, accompagnés d'une névralgie faciale. Les symptômes disparaissent. Deux mois après, reparaît une douleur occupant les deux oreilles. De l'amblyopie se manifeste. La couture devient impossible, puis apparaissent successivement l'oppression, la polyurie, l'œdème de la face.

C'est un malade qui présente d'abord des symptômes d'une dyspepsie chronique, nausées, vomituritions, avec des *bourdonnements* dans les oreilles, et une *surdité* assez accusée à gauche. Un premier medecin pense à un ulcère rond. Un second pense à une gastrite, quelques jours après ; et le véritable diagnostic n'est porté que lorsque se manifeste l'œdème.

C'est enfin le cas d'un Brightique dont la maladie se manifeste par une attaque épileptiforme accompagnée de *surdité unilatérale* gauche. Une seconde attaque est de nouveau accompagnée de surdité à gauche et MM. Jaccoud, Vidal, Dieulafoy appelés en consultation, remarquent alors une légère bouffissure de la face, du côté gauche.

Puisque le mal de Bright est souvent méconnu à son début, et qu'à ce moment apparaissent quelquefois des troubles auditifs, on voit quelle peut être l'importance d'un symptôme propre à attirer l'attention sur l'urine, et par suite à mettre sur la voie du diagnostic. Le malade de l'observation VI, se présenta à la consultation de Cochin, en n'accusant qu'un refroidissement, de la courbature et une surdité intermittente. Par cette dernière seule, nous fumes amenés à chercher et à trouver de l'albuminurie.

Mais est–ce seulement au début, que ces troubles peuvent être d'un véritable secours? Voici ce que disait M. Dieulafoy dans l'article que nous avons déjà cité :

« Il existe des formes frustes de la maladie de Bright, des formes dans lesquelles la néphrite ne se révèle, ni par des œdèmes, ni par d'autres signes apparents. Deux fois j'ai vu la néphrite interstitielle caractérisée seulement par l'hypertrophie cardiaque avec bruit de galop; mais il existait en même temps des troubles auditifs, et l'examen des urines décélait l'albuminurie et confirmait le diagnostic. »

Quant à déterminer d'une manière certaine si les troubles de l'ouïe sont plus fréquents dans la forme interstitielle que dans la forme parenchymateuse de la néphrite, nous croyons qu'actuellement, c'est presque impossible. Les autopsies de Brightiques chez lesquels on avait étudié les troubles sont trop rares, et les diagnostics de la forme de néphrite, non contrôlés par l'autopsie sont trop souvent susceptibles de réserves. Nous nous bornerons donc à dire que bourdonnements et surdité se rencontrent dans les deux formes de néphrites. On a vu, dans les Observations, que le Dr Gurovitsch avait constaté de gros reins blancs, dans un cas de catarrhe purulent de la caisse, et le Dr Schwartze de petits reins contractés, dans un cas d'épanchement de sang dans la caisse.

Le *pronostic* découle naturellement de ce que nous avons dit plus haut.

Les bourdonnements, la demi-surdité qui se mon-

trent d'une façon intermittente deviennent plus rares,
puis disparaissent, si l'affection générale s'améliore.

Quand chaque recrudescence de l'état général s'accompagne d'un peu d'inflammation du côté de la caisse,
les lésions consécutives peuvent demeurer permanentes
malgré l'amélioration des fonctions rénales. Et l'on
doit d'autant plus surveiller ces inflammations de
l'oreille moyenne, que, par suite de la moindre résis-
tance du malade, le terrain est plus favorable à la sup-
puration (obs. XVIII), et la perforation du tympan
peut s'en suivre.

CHAPITRE IV.

DE LA CAUSE DES TROUBLES AUDITIFS.

Au point de vue étiologique, les troubles auditifs du
mal de Bright peuvent se diviser en deux groupes : le
premier comprenant tous les troubles qui se rattachent
à une lésion de l'oreille, appréciable pendant la vie; le
second renfermant les troubles qu'aucune lésion apparente n'explique et sur lesquels par conséquent on fait
uniquement des hypothèses.

Premier groupe. — Les auteurs ont montré combien
sont nombreuses les inflammations, qui peuvent se
produire dans la néphrite parenchymateuse ou inter-

stitielle. On les a signalées dans le poumon, le tube digestif, les séreuses la peau, certains organes spéciaux, comme l'œil. Il n'est donc pas étonnant que l'on constate aussi des inflammations du côté de l'oreille.

Dans l'observation IV, un petit vaisseau suit le manche du marteau et la petite apophyse est légèrement saillante.

Dans l'obs. I, on trouve dans les deux oreilles une sensibilité des conduits externes et une rougeur péritympanique qui du côté gauche se prolonge un peu sur la partie supérieure du tympan.

Dans l'obs. XII une femme de 45 ans, qui, depuis son enfance, n'avait jamais plus souffert des oreilles, présente tout à coup des phénomènes douloureux, une rougeur péritympanique, une vascularisation du marteau.

Dans les deux cas du Dr Pissot, examinés par M. Ladreit de Lacharrière, on trouva, pour l'un, une vascularisation au niveau du manche du marteau, et pour l'autre, une déchirure du tympan, conséquence des phénomènes aigus dont l'oreille moyenne avait été le siège.

Mais l'exemple le plus frappant est donné par le Dr Gurovitsch. Son malade présente d'abord une diminution de l'ouïe et des bourdonnements dans l'oreille droite. Puis on constate une sécrétion purulente et la perforation du tympan. Pendant ce temps, se forme peu à peu un abcès au devant du conduit externe et sous l'arcade zygomatique. L'incision devient nécessaire. L'oreille gauche se prend à son tour La malade y accuse des douleurs lancinantes. La paracentèse de la membrane du tympan donne un peu de liquide seropurulent. Et pendant trois semaines ou constate que la sécrétion purulente dans une oreille augmente ou diminue suivant que, du côté correspondant, augmente ou diminue l'œdème facial.

Dans les faits précédents, un catarrhe de la caisse à marche chronique, le plus souvent, devenant quelque fois purulent , explique donc et bourdonnement et surdité.

Mais on peut constater d'autres lésions. Dans l'obs. XVI les troubles auditifs sont dus à une inflammation hémorrhagique de la muqueuse du tympan, e l'on a lu la description de l'épanchement de sang, donnée par Schwartze.

Le Dr Trautmann (1) aussi a rencontré des hémorrhagies de la muqueuse de la caisse et des cellules mastoïdiennes avec des caillots fibrineux qui remplissaient ces cavités en partie ou en totalité.

Deuxième groupe. — Nous n'appuyons pas l'existence de ce groupe de faits uniquement sur les deux cas (obs. V et II.) dans lesquels le conduit externe et la trompe étant libres, le tympan étant normal, nous n'avons pu trouver de lésion capable d'expliquer la surdité.

Dans *the Médical Times and Gazette* (2), a paru en 1878 un article sur « les conditions normales de vascularité dans les organes de l'ouie ». Et l'auteur, le Dr G. Field,

(1) Arch. fur Ohrenheilkunden, p. 73, 1878.
(2) Vol. I, p. 616.

chirurgien pour les maladies des oreilles à l'hôpital
Sainte-Marie, admet que dans le mal de Bright existent
des troubles fonctionnels sans lésion appréciables.

Le Dʳ A. Neftel, de New-York, l'admet également
dans un article, sur « la réaction anormale de l'appareil auditif dans la chlorose et le mal de Bright. » Centralblatt, 1872, n° 52.

S'il en est ainsi, comment expliquer la surdité et les
bourdonnements ?

Voici la pathogénie que donne des bourdonnements
brightiques, le Dʳ Field, dans son article :

Tout le monde sait que « le juste équilibre de pression des liquides et des tissus de l'oreille interne » a
une extrême importance. Si l'on presse de dehors en dedans le tragus de sa propre oreille, l'air, comprimé
dans le méat externe, agit sur le tympan, la chaîne des
osselets, les fenêtres, l'endolymphe et les nerfs du limaçon. Il en résulte des bourdonnements. De même dans
l'hyperémie veineuse des maladies du cœur, l'augmentation de pression s'accompagne encore de bourdonnements. — La diminution de pression produit un effet
analogue. Il suffit de comprimer énergiquement la carotide pour obtenir aussitôt des bourdonnements dans
l'oreille correspondante. L'anémie, surtout l'anémie
soudaine et récente comme dans le cas d'hémorrhagie,
amène encore des bourdonnements.

Eh bien, dans le mal de Bright, il s'agit encore d'une
rupture de l'équilibre de pression dans l'oreille interne.
« La haute tension artérielle est maintenant bien connue,
et rapidement constatée par le caractère du pouls. Nous

avons dans ces circonstances des artères trop remplies
et des artérioles qui exercent des pressions anormales
sur le périlymphe et l'endo-lymphe. » « Les lympha-
tiques ont reglé la quantité de liquide d'après les circonstances nouvelles. Aussi le bourdonnement n'est-il
pas constant. Mais viennent une exacerbation des symptômes de la maladie et une augmentation de pression,
immédiatement se développent les bruits de l'oreille. »

Rosenstein, le premier, a parlé d'œdème du nerf
acoustique, pour expliquer les bourdonnements et la
surdité dans le mal de Bright. M. Dieulafoy s'est rangé
à cette opinion.

En effet, l'œdème brightique nous semble avoir des
rapports bien intimes avec les troubles auditifs. Sur 15
cas du Dr Pissot, 11 fois ces troubles ont paru être contemporains de l'anasarque.

Dans notre obs. VII. le malade a eu des bourdonnements très intenses. Il, raconte de lui-même, que ces
bourdonnements ont paru avec l'enflure de la figure,
et qu'ils ont disparu avec elle.

Dans l'obs. XVIII, quand le malade commence à se
plaindre de douleurs lancinantes dans l'oreille gauche,
il offre en même temps une augmentation de l'œdème
facial du côté gauche. Et nous avons déjà fait remarquer que, pendant trois semaines, l'intensité de la sup-
puration fut de chaque côté en rapport avec l'intensité
de l'œdème du côté correspondant.

Il n'y a rien d'invraisemblable à admettre qu'il se
produise du côté du nerf acoustique, ce que l'on a constaté sur le nerf optique. Dans son *étude comparative*

des néphrites chroniques, M. Rendu écrit (1): « Il ressort des recherches de Zenker, de Virchow, de Græfe, et surtout des travaux de Poncet, que la lésion initiale du fond de l'œil consiste dans l'infiltration séreuse du nerf optique et de sa gaine. Il se produit là un exsudat liquide qui dissocie les fibres du nerf et laisse au milieu d'elles de larges espaces vides. Comme on ne trouve, dans ces espèces de loges aucune trace d'éléments figurés, il est vraisemblable qu'il ne s'agit que d'un simple œdème prélude ou extension de l'anasarque. »
« L'œdème de la rétine, dit encore M. Lecorché (2), est ordinairement limité; son siège le plus fréquent est près de la papille, qu'il entoure d'un cercle plus ou moins complet; la rétine soulevée en cet endroit prend une teinte d'un rouge blanchâtre ; la papille semble parfois infiltrée. » Pourquoi ne se produirait-il pas une infiltration pareille du nerf acoustique ?

D'ailleurs la marche de l'amblyopie, consécutive à l'œdème de la rétine, n'est-elle pas celle des troubles auditifs? Ces bourdonnements, cette diminution de l'ouïe qui siègent tantôt dans une oreille, tantôt dans les deux, qui précèdent ou accompagnent l'anasarque, qui paraissent plusieurs fois dans la journée, se comportent-ils autrement que cette amblyopie double ou simple, produisant des brouillards ou de la cécité, servant parfois de symptôme prémonitoire durant quelques heures et laissant après elle la vue tout à fait intacte ?

(1) Page 162.
(2) Traité des maladies des reins, page 259.

Enfin, quand on lit dans le traité de M. Lecorché la page consacrée à ces œdèmes partiels dont le caractère pathognomonique est la mobilité, ne croit-on pas lire la description des bourdonnements et de la surdité intermittente?

Mais nous avons constaté, du côté de l'ouïe, des troubles plus persistants, de même qu'on en trouve du côté de la vue, de plus accusés que ceux de l'œdème rétinien. Peut-on prolonger la comparaison? Et pour expliquer la surdité d'une assez longue durée, peut-on invoquer, du côté du nerf acoustique, des lésions analogues à celles de la rétinite albuminurique, une dégénérescence colloïde et graisseuse des fibres nerveuses avec conservation du cylindre axe (1), des hémorrhagies?

M. Nefftel qui a observé une réaction galvanique anormale du nerf auditif, et plus souvent de la torpeur jointe à de la surdité, dans quelques cas très chroniques du mal de Brigth, pense que ces anomalies doivent prendre leur origine dans des hémorrhagies labyrinthiques. En effet, des hémorrhagies se produisent dans certaines parties de l'appareil auditif. On a vu que Trautmann, chez des malades atteints de néphrite parenchymateuse, en avait rencontré dans la muqueuse de la caisse et des cellules mastoïdiennes. Il a constaté la présence de caillots fibrineux qui remplis-

(1) Bulletin de la Société de biologie, juillet 1876, Des lésions de la rétinite albuminurique, par Poncet.

Doumergue. 4

saient une partie ou la totalité de ces cavités. On a vu
aussi l'observation de Schwartz.

Mais l'autopsie de ce dernier malade démontrait l'état
normal de l'oreille interne. Et quoique le Dr Field semble affirmer que les hémorrhagies labyrinthiques aient
été souvent constatées, nous n'avons pu trouver aucune
Observation. Des autopsies sont donc nécessaires pour
éclairer la question.

Et pour nous résumer, nous rattacherons les troubles
auditifs que nous avons étudiés, soit à un œdème du
nerf acoustique, soit à un catarrhe de l'oreille moyenne
soit (plus rarement) à une hémorrhagie dans la caisse
du tympan, réservant la question des hémorrhagies
internes et des lésions du nerf.

CONCLUSIONS.

I.

Pendant le cours du mal de Bright, dans la forme
parenchymateuse, comme dans la forme interstitielle,
des troubles accusés peuvent se produire du côté de
l'ouïe.

II.

Ces troubles consistent surtout en des bourdonnements, de la demi-surdité, soit isolés, soit simultanés et
qui paraissent d'une façon intermittente. La demi-

surdité peut être permanente pendant un temps plus ou moins long, elle peut même devenir définitive.

III.

La fréquence des troubles auditifs est considérable, sans atteindre celle des troubles oculaires.

IV.

Tantôt ces troubles peuvent être rattachés à un catarrhe de la caisse, à un épanchement de sang dans cette cavité, tantôt on ne constate aucune lésion appréciable pendant la vie. Dans ce dernier cas, l'hypothèse d'un œdème du nerf acoustique semble souvent rendre compte des phénomènes, ainsi que de leur marche.

Paris. — A. PARENT, Imprimeur de la Faculté de Médecine, rue M.-le-Prince, 29-31.

www.ingramcontent.com/pod-product-compliance
Ingram Content Group UK Ltd.
Pitfield, Milton Keynes, MK11 3LW, UK
UKHW021629090726
13657UKWH00004B/1543